Nichtraucher mit Quantenenergie

Selbstbefreiung in sieben Tagen

Wolfgang Zimmer

Nichtraucher mit Quantenenergie

Selbstbefreiung in sieben Tagen

© 2010 - Wolfgang Zimmer
ISBN: 978-3-8391-6820-2

Herstellung und Verlag:
Books on Demand GmbH, Norderstedt
Alle Rechte liegen beim Autor

Hinweise

Dieses Buch ist ein kleiner Ratgeber zur Arbeit mit Selbstheilungs-
energien, wobei Heilung nicht im Sinne einer medizinischen Behandlung zu verstehen ist. Es geht um die Aktivierung der Selbstheilungsfähigkeit des menschlichen Organismus. Diese Fähigkeit
soll mit den dargestellten Verfahren und Techniken gefördert werden. Obwohl die dargestellten und ähnliche Verfahren gut erprobt
sind, kann der Autor keine Garantie für Erfolge in der Anwendung
übernehmen. Jeder Anwender von Energiearbeit muss seine Arbeit
eigenverantwortlich gestalten. Wir weisen darauf hin, dass in
Deutschland nur derjenige Krankheiten bzw. kranke Menschen mit
dem Ziel der Therapie behandeln darf, der als Arzt, Zahnarzt,
Psychotherapeut oder Heilpraktiker die entsprechende Erlaubnis
besitzt. Achten sie also in ihrer Arbeit bitte auf das Einhalten der
gesetzlichen Grenzen und Bestimmungen, sofern sie die Hinweise
und Erläuterungen aus diesem Buch in die Arbeit mit Klienten
einbeziehen möchten. Die Vorschläge aus diesem Buch sind in
keinem Fall dazu gedacht, die sorgsame Behandlung durch einen
Arzt oder Heilpraktiker zu ersetzen, auch dann nicht, wenn der
Anwender selbst über eine gesetzlich geregelte Heilerlaubnis verfügt. Wir verstehen die Energieanwendung als angenehme und
hilfreiche Ergänzung zu anderen Behandlungsverfahren. Wenn der
Begriff Heilung hier im Buch verwendet wird, ist damit vor allem
die Aktivierung der Selbstheilungskräfte gemeint. In Ermangelung
eines anderen gängigen Begriffes für den Vorgang energetischer
Verfahren aus dem Bereich der Geistheilung und aufgrund der
leichteren Verständlichkeit verwenden wir den Heilungsbegriff
daher in diesem alltäglichen Sprachgebrauch und nicht im Sinne
der Medizin. Das vorgestellte Programm zur Entwöhnung von
Rauchern kann bei sorgsamer Anwendung und bei Offenheit des
Anwenders dazu führen, dass innerhalb kurzer Zeit auf das Rauchen verzichtet werden kann. Eine Garantie hierfür kann vom
Autor nicht übernommen werden, auch dann nicht, wenn die
Hinweise und Erläuterungen exakt eingehalten werden. Wir verstehen das Programm als einen Beitrag für alle, die versuchen, das
Rauchen aufzugeben. Eigeninitiative gehört dabei zu jeder Methode. Wir propagieren weder eine hundertprozentige Wirksamkeit
noch einen schnelleren oder größeren Erfolg als mit anderen Pro-
grammen.

Inhaltsverzeichnis

1. Einführung

Energetische Heilungsverfahren spielen eine immer größer werdende Rolle bei der Behandlung kranker Menschen. Das liegt vor allem daran, dass viele Betroffene als Ergänzung oder auch in Ablehnung zur Schulmedizin alternative Verfahren kennen lernen möchten. Die Zugänglichkeit von Informationen ist im Zuge der neuen Medien in den letzten zwanzig Jahren deutlich einfacher geworden, was wesentlich dazu beigetragen hat, dass viele Menschen sich nicht einfach der Experteneinschätzung eines Arztes, Heilpraktikers oder Geistheilers zu Diagnosen oder Behandlungsverfahren beugen.

Mit der Vielfalt der inzwischen auf dem alternativen Heilermarkt angepriesenen Techniken und Methoden gehen sicherlich Risiken einher. Die Qualität eines Angebotes ist für den Verbraucher häufig kaum abzuschätzen. Allzu oft wird eine neue oder neu auflebende Methode als das einzige und alles beherrschende Verfahren hochstilisiert, was wenig konstruktiv ist. Ich habe die Aktivierung der Selbstheilungskräfte mit Hilfe von Quantenenergie bereits in dem Buch *Quantenenergie in der Praxis* beschrieben und dort auf die einfache Anwendung hingewiesen. Dabei bleibe ich.

Mir kommt es gerade mit dem vorliegenden Buch darauf an, zu zeigen, dass es nicht um Wunder innerhalb weniger Minuten geht, sondern um eine interessante Methode, die alleine benutzt werden kann oder andere Behandlungen ergänzen kann.

Inzwischen gibt es viele Begriffe, die ähnlich lauten. Quantenenergiearbeit, Quantenheilung, Quantum Entrainment (QE), Matrixheilung, Matrix Energie etc. Teilweise verbergen sich hinter den vielen Begriffen Besonderheiten des Theorieverständnisses oder der Anwendung. Teilweise handelt es sich auch um Namensrechte, die verschiedene Anbieter oder Autoren zu abweichenden Bezeichnungen greifen lassen. Ich bleibe bei der Bezeichnung **Behandlung mit Quantenenergie** und möchte damit klarstellen, dass die Aktivierung der Selbstheilung meiner Ansicht und Erfahrung nach aus dieser ursprünglichen Energie kommt, die hinter jedem Gedanken und hinter der Materie steht. Sie hat universellen Charakter und ist in jedem Organismus vorhanden.

Menschen kann geholfen werden. Nur darauf kommt es an. Streit über Begriffe oder Techniken interessiert mich nicht. Probieren sie mein Sieben-Tage-Programm aus und erleben sie selbst die Wirkung!

2. Rauchen und Quantenenergie

Über das Rauchen könnten wir stundenlang diskutieren. Gibt es nun eine körperliche Abhängigkeit oder nicht? Ist das Rauchen eine Ersatzhandlung für irgendetwas Fehlendes? Kann das Rauchen eine schlechte Angewohnheit sein? Führt weniger rauchen zu mehr essen? Nimmt man vielleicht sogar zwangsläufig zu, wenn man aufhört zu rauchen?

Ersparen wir uns doch diese langweilige und zu gar nichts führende Diskussion, die meistens nur geführt wird, um eine Rechtfertigung für das Weiterrauchen oder für die Gegnerschaft des Rauchens zu finden. Mit ihnen, liebe Leserinnen und Leser, muss ich nun wirklich nicht über die Sinnhaftigkeit des Rauchens sprechen. Sie wollen aufhören – warum sonst sollten sie dieses Buch lesen?

Konzentrieren wir uns also direkt darauf und auf die Verbindung zwischen dem Rauchen und der Quantenenergiearbeit. Sie wissen sicherlich, dass es eine reine Bewusstheit hinter unseren Gedanken und hinter allem Materiellen gibt. Da es sich hierbei um Erkenntnisse in Anlehnung an die Quantenphysik handelt, wird von Quantenenergie gesprochen. Falls sie es nicht wussten oder auch eine andere Ansicht dazu haben, brauchen wir uns nicht zu streiten. Reduzieren wir den theoretischen Anteil doch einmal auf das Wesentliche.

Unser Organismus verfügt über eine tief liegende ursprüngliche Energie, die wir reine Bewusstheit nennen. Diese reine Bewusstheit ist auch ohne Gedanken oder Handlungen vorhanden. Wir denken ja meistens irgendetwas. Es gibt jedoch Zwischenräume, in denen wir nichts denken. Dennoch sind wir nicht abgeschaltet in diesen Momenten. Wir befinden uns im Zustand reiner Bewusstheit. Aus dieser Quelle entspringen unsere Gedanken und Handlungen. Diese Quelle kann unseren Zustand verändern, kann heilen. Diese ursprüngliche Energie wirkt harmonisierend und ausgleichend auf unseren Körper und unseren Geist. Wenn wir sie in Ruhe wirken lassen. Es kommt darauf an; unsere eigene Selbstheilungsenergie nicht durch Gedanken und Pläne abzulenken und zu stören. Das war's schon. Genug der Theorie. Glauben oder verwerfen sie das.

Funktionieren wird ihr Anti-Rauch-Programm auch ohne den festen Glauben an Quantenheilung, Quantenenergie oder eine reine Bewusstheit. Halten sie sich einfach an das Programm und bleiben sie locker! Von meinem Sieben-Tage-Programm konnten schon sehr viele Menschen profitieren. Warten sie in Ruhe ab. darauf kommt es bei der Harmonisierung durch die ursprüngliche Energie ja immer an.

Was aber hat das Rauchen mit der Quantenenergie zu tun? Nun, aus Sicht der Heilung oder Veränderung mit Hilfe der Quantenenergie gehen wir davon aus, dass Krankheiten und Zustände des Unwohlseins eigentlich Energieschieflagen im Organismus sind. Rauchen ist ja nicht direkt eine Krankheit. Es ist aber eine unangenehme und möglicherweise auf lange Sicht auch mit Krankheitsfolgen einhergehende Art und Weise, innere Balance zu suchen. Das Rauchen hat immer irgendeine Funktion. Stressabbau, Pause machen, Angst reduzieren oder sich beruhigen sind einige Beispiele für typische Funktionen des Rauchens. Natürlich gibt es weitere. Es kommt nicht darauf an, welche Funktion es bei ihnen genau erfüllt. Entscheidend ist, dass Raucher versuchen, etwas damit auszugleichen oder auszubalancieren. Das funktioniert dann nicht wirklich.

Na ja, für kurze Zeit schon. Doch wenn eine Zigarette wirklich einen inneren Ausgleich anstoßen könnte, sollte dieser nachhaltig sein. Ist er aber nicht. Schon bald benötigen sie die nächste Zigarette. Wenn es nun eine Zigarette gäbe, die so stark für Harmonie sorgen könnte, dass diese langfristig halten würde, wäre kein Programm zur Entwöhnung notwendig. Es gibt diese Zigarette nicht. Aber es gibt eine Möglichkeit, genau diese Wirkung hervorzurufen: Quantenenergie!

Mit Hilfe einfacher Übungen stoßen wir die Selbstheilungsfähigkeit des Organismus an. Einmal in Gang gesetzt, wirkt sich die ursprüngliche Energie des Organismus harmonisierend aus. Unser Gesamtorganismus, Körper wie Seele, strebt nach Harmonie. Wir Synchronisieren unseren Organismus damit. Auf diesem Wege werden Heilungsvorgänge und konstruktive Entwicklungen befördert. Ich spreche hier nicht von Wunderheilung oder Zauberei sondern von einem völlig natürlichen Vorgang.

Dieser Vorgang kann schneller ablaufen als sie vielleicht erwarten. Es ist möglich innerhalb von sieben Tagen zum dauerhaften Nichtraucher zu werden. In sieben Schritten arbeiten wir gemeinsam daran, dass ihre innere Harmonie wieder hergestellt wird und ihnen damit ermöglicht stimmiger zu leben und sich besser zu fühlen. Im Zuge dieser Veränderungen können sie dann auf das Rauchen verzichten, denn sie brauchen es nicht mehr.

Nun aber soll es losgehen. Verlieren wir keine Zeit und beginnen mit ihrem Sieben-Tage-Programm!

3. Selbstbefreiung mit Quantenenergie

Nun beginnt ihr Raucherentwöhnungsprogramm, das ganze sieben Tage dauert. Mit Hilfe der einfachen Methode der Quantenheilung können sie schon in wenigen Tagen Nichtraucher sein. Spätestens in einer Woche ist es dann soweit.

Quantenenergie ist keine Hexerei. Sicherlich haben sie schon einiges von dieser Methode gehört, vielleicht sogar meinen kleinen Ratgeber *Quantenenergie in der Praxis* gelesen und bereits erste Übungen gemacht. Ich zeige ihnen noch einmal alles von Anfang an, sodass sie auch ohne Vorkenntnisse ihr Nichtraucherprogramm starten können.

Halten sie sich exakt an die Beschreibungen und Hinweise in diesem Kapitel. Dann werden sie sich auch vom Rauchen befreien können. Beschleunigen sie nichts, kürzen sie nicht ab und versuchen sie nicht zwei Schritte auf einmal zu gehen. Auch Quantenenergie benötigt etwas Zeit. Nehmen sie sich diese. Es sind nur sieben Tage! Überlegen sie, wie viele Tage ihres Lebens sie schon verraucht haben! In einer Woche kann ihr Raucherleben bereits zu Ende sein! Viel Erfolg!

Erster Tag

Lernen sie zunächst einmal die reine Bewusstheit kennen. So wird das Bewusstsein hinter allen Gedanken und hinter jeder Materie genannt. Gehen wir einmal davon aus, dass die reine Bewusstheit eine Art ursprüngliche Energie darstellt, aus der heraus alles weitere geboren wird.

Zur Quantenenergie oder Quantenheilung gibt es viele Erklärungsansätze. Häufig wird die reine Bewusstheit als nicht-energetisch gesehen. Bewusstheit soll dann eine Art *Nichts* sein und Energie erst beim Verlassen dieses Nichts entstehen. Ich erspare mir diese Diskussion, die allenfalls einen philosophischen Wert hat.

Ich persönlich betrachte die reine Bewusstheit als ursprüngliche Energie, die jedem Organismus innewohnt und dort unverfälscht vorkommt, also bei jedem Menschen gleich. Sie kann bei jedem Gleiches bewirken. Die energetischen Unterschiede zwischen den Menschen ergeben sich außerhalb dieser Bewusstheit, wenn also Gedanken oder Energien diesen ursprünglichen Zustand verlassen.

Gibt es überhaupt ein Bewusstsein hinter unserem Denken? Oder erleben wir Bewusstsein nur indem wir denken?

Mit folgender Übung möchte ich ihnen zeigen, dass es ein Bewusstsein oder eine Bewusstheit auch ohne Denken gibt.

Übung des ersten Tages

Setzen sie sich ganz bequem auf einen Stuhl oder legen sie sich bequem hin. Schließen sie die Augen und atmen sie einige Male ein und aus. Stellen sie sich vor, wie einige Wolken vorbei ziehen und ihre Gedanken mitnehmen. So wird es dann etwas ruhiger in ihnen und dann stellen sie sich selbst folgende Fragen nacheinander:

- *Woran denke ich gerade?*
- *Was wird mein nächster Gedanke sein?*
- *Warum denke ich gerade daran?*
- *Was hätte mir sonst wohl einfallen können?*

Nun stehen sie wieder auf und beantworte sie doch einmal diese Frage: Was haben sie jeweils in der, wenn auch kurzen, Zeitspanne zwischen dem Lesen der Frage und dem Formulieren der Antwort gedacht?

Sie wissen es nicht? Ich schon, sie haben gar nichts gedacht. Sie waren dennoch bei Bewusstsein. Wir sind es gewöhnt immer irgendetwas zu denken. Dennoch gibt es zahlreiche Momente, in denen wir an nichts denken. Diese Momente sind kurz. Es sind die Augenblicke des reinen Bewusstseins.

Bewusstsein ist zunächst einmal in der Vorstellung der modernen Quantentheorie immer da. Es ist jedoch völlig ungeformt und wertfrei. Jeder Gedanke entspringt dem reinen, ganz ursprünglichen Bewusstsein und verlässt es dabei. Wir können das reine Bewusstsein nicht wirklich erleben, denn wir erleben nur irgendetwas, wenn wir denken. Wir können aber trainieren, diese Zeitspanne des reinen Bewusstseins zu verlängern und schließlich zu erleben, wie das Denken nach einer Pause des „Nichts" wieder einsetzt. So spüren wir das reine Bewusstsein auf indirektem Wege.

In dem Moment, in dem wir eben nichts denken, können wir natürlich nicht darüber nachdenken oder ein Gefühl dazu entwickeln. Das wäre ja dann schon jeweils ein Denkvorgang und kein reines Bewusstsein mehr.

Wiederholen sie die Übung, auch wenn sie schon mit Quantenenergie gearbeitet haben, und verlängern sie schrittweise die Pause des

Nichtdenkens. Entwickeln sie ein tieferes Gefühl für die reine Bewusstheit.

Heilung oder Veränderung durch Quantenenergie geschieht durch das ungestörte Fließenlassen der ursprünglichen Energie des reinen Bewusstseins. Diese ist darauf angelegt, von selbst Harmonie herzustellen. Rauchen hat immer irgendeine Funktion: Stressreduzierung, Angst bekämpfen, zur Pause zwingen, Freiheit erleben bzw. sich vorgaukeln etc. Diese Funktionen sind nur deshalb sinnvoll, weil die innere Harmonie aus den Fugen geraten ist. Warum sonst sollten wir durch das Rauchen versuchen, eine Balance herzustellen. Denn Stressreduktion, Pause machen etc. sind eindeutig Versuche des Ausbalancierens.

Ich zeige ihnen im weiteren Verlauf des Buches einfache Techniken, die ihren inneren Energiefluss in Gang setzen und die Kraft des reinen Bewusstseins anzapfen. Sie müssen es dafür nicht spüren. Wir haben ja gesehen, dass das nicht geht oder nur indirekt geht. Es kommt darauf an, dass sie sich der Existenz dieser ursprünglichen Energie bewusst sind.

Wiederholen sie die Übung daher so oft wie möglich an ihrem ersten Tag auf dem Weg zum Nichtraucher! Werden sie sich der reinen Bewusstheit gewahr!

Zweiter Tag

Heute geht es um eine Grundeinstimmung. Quantenheilung bewirkt häufig schnelle und deutliche Fortschritte, es wäre aber blauäugig, davon auszugehen, dass immer eine einzige Behandlung genügt, um das Problem zu beseitigen. Warum ist das so? Warum verläuft die einmal geweckte Harmonisierung nicht reibungslos?

Wir sind täglich Situationen ausgesetzt, die unsere Harmonie aus dem Gleichgewicht bringen. So kommt es zu Krankheiten und psychischen Störungen. Häufig sind wir schon so lange im Ungleichgewicht, dass wir geradezu an diese Schieflage gewöhnt sind. Es braucht Zeit, um wieder eine innere Ordnung herzustellen, die anhält. Daher halte ich es für sinnvoll, bei der Raucherentwöhnung in mehreren Schritte vorzugehen.

In vielen Fällen wird es schneller gehen und das Nichtrauchergefühl sich schon nach wenigen Tagen einstellen. Umso besser! Bleiben sie dennoch dran, und halten sie sich an den Sieben-Tage-Plan!

Noch dürfen sie rauchen. Vielleicht wollen sie das aber schon nach dem zweiten Tag nicht mehr oder nur noch wenig.

Übung des zweiten Tages
(Synchronisationsübung)

Setzen sie sich bequem hin und werden sie ruhig. Nun achten sie auf das Gefühl in der linken Hand.

- *Wie fühlt sie sich an?*
- *Spüren sie ein Kribbeln?*
- *Ist die Haut gespannt oder relaxt?*
- *Fühlt sie sich warm an oder kühl?*
- *Spüren sie vielleicht sogar einen Pulsschlag in der Hand?*

Spüren sie einfach, wie sich die Hand anfühlt. Konzentrieren sie sich drei Minuten lang nur auf diese Hand!

Danach machen sie bitte das Gleiche mit ihrer rechten Hand. Konzentrieren sie sich ganz auf die rechte Hand und nur auf sie. Halten sie die Konzentration für etwa drei Minuten.

Wechseln sie wieder zur linken Hand und werden sie sich ihrer bewusst. Halten sie die Aufmerksamkeit diesmal für etwa eine Minute bei der linken Hand. Wechseln sie dann erneut auf die rechte Hand und spüren sie diese wieder ganz bewusst. Auch das sollte etwa eine Minute dauern.

Im nächsten Schritt versuchen sie bitte, beide Hände gleichzeitig und gleich intensiv zu spüren. Sie fühlen sich zunächst unterschiedlich an. Werden sie sich dieser Unterschiede bewusst.

Dann warten sie einfach ab, bis sich die Gefühle in den beiden Händen aneinander angleichen. Sobald sie spüren, dass beide Hände sich gleich anfühlen, beenden sie diese Übung.

Bei dieser Übung handelt es sich um die Grundübung des Synchronisierens ihres Organismus. Mit Hilfe dieser Technik kommen sie automatisch mit der ursprünglichen Energie der reinen Bewusstheit in Verbindung. Die Bedeutung der reinen Bewusstheit möchte ich hier nicht weiter vertiefen. Lesen sie hierzu gerne Quantenenergie in der Praxis. Um ihr Programm erfolgreich zu absolvieren, benötigen sie nur die Kenntnisse des vorliegenden Büchleins.

Um ihre innere Harmonisierung in Gang zu bringen und am Laufen zu halten, sollten sie die beschriebene Übung am ersten Tag dreimal wiederholen.

An jedem weiteren Tag ihres Erfolgsprogramms wiederholen sie dann bitte diese Übung.

Machen sie sie jeweils direkt morgens nach dem Aufstehen. Frühstücken sie danach in aller Ruhe und machen sie dann ihre Tagesübung, die ich ihnen auf den folgenden Seiten einzeln vorstelle. Wiederholen sie dann am späten Nachmittag oder am Abend noch einmal den gleichen Vorgang, Synchronisation mit anschließender Tagesübung. Halten sie sich bitte an diesen Plan.

So sehen die kommenden Tage aus:

- *Morgens: Synchronisationsübung*
- *In Ruhe frühstücken*
- *Tagesübung zur Raucherentwöhnung*
- *Ihr Tagesablauf*
- *Abends: Synchronisation + Tagesübung*

Sie sehen, der Aufwand ist gar nicht groß. Im Gegenteil. Sie werden sehr schnell bemerken, dass die morgendliche Synchronisationsübung ihnen einen guten Start in den Tag verleiht.

Vielleicht behalten sie diese Übung sogar bei, wenn sie Nichtraucher sind. Tägliche Harmonisierung hilft, dauerhaft innerlich Harmonie zu empfinden.

Dritter Tag

Was macht ihr Rauchbedürfnis? Wahrscheinlich spüren sie bereits eine Veränderung, wenn sie dieses Kapitel an ihrem dritten Programmtag noch einmal lesen.

Heute gehen wir einen deutlichen Schritt auf das eigentliche Rauchbedürfnis zu. Nachdem sie sich nun zwei Tage lang auf die reine Bewusstheit und die eigene Synchronisation eingestellt haben, arbeiten wir mit konkreten Zielen. Das ist relativ einfach.

Das Ganze geht so:

1. *Als erstes machen sie ihre Synchronisationsübung.*
2. *Sie stellen sich das zu behandelnde Symptom (Rauchverlangen, Geschmack etc.) intensiv für etwa drei Minuten vor*
3. *Sie sprechen eine Zielformulierung (Affirmation) einmal aus.*
4. *Nun machen sie die Synchronisationsübung noch einmal*

Hört sich ziemlich einfach an? Ist es auch. Probieren sie es aus und halten sie sich immer genau an die Übungsbeschreibungen!

Übung des dritten Tages

Setzen sie sich hin und kommen sie zur Ruhe. Atmen sie einige Male tief ein und aus.

Machen sie nun noch einmal die Synchronisationsübung des zweiten Tages.

Dann stellen sie sich bitte eine typische Rauchersituation ganz intensiv vor. Lassen sie den Wunsch nach einer Zigarette ganz intensiv werden!

Stellen sie sich vor, wie dieses Gefühl in die linke Hand fließt. Nur in die linke Hand! Stellen sie es sich für etwa drei Minuten vor.

Und jetzt sprechen sie in Gedanken die Affirmation *Ich befreie mich vollkommen vom Rauchen* einmal aus.

Werden sie sich nun beider Hände bewusst. Fühlen sie den Unterschied und warten sie bis beide Gefühle sich aneinander angleichen (Synchronisation).

Mit Angleichung beider Hände vergeht auch der aktuelle Wunsch nach einer Zigarette.

Wenn sie nun noch einmal an die Situation denken, fühlt es sich schon leichter an.

Verzweifeln sie nicht, wenn sie noch mit etwas Lust an eine Zigarette denken. Quantenenergie benötigt etwas Zeit um die volle Wirkung zu entfalten.

Affirmation

Ich befreie mich vollkommen vom Rauchen

Gestalten sie diesen Tag und jeden weiteren immer nach der Vorgabe, morgens nach dem Aufstehen und einmal am späten Nachmittag oder am Abend ihre Übung zu machen.

Sie benötigen keine Pläne oder Kontrollinstanzen, sie müssen keine Zigaretten zählen oder Raucherzeiten dokumentieren. Lassen sie diese besondere Energie für sich arbeiten und warten sie einfach ab. Sie können kaum etwas falsch machen. Wenn sie sich der reinen Bewusstheit gewahr sind und regelmäßig ihre Übungen machen, stellt sich der Erfolg auch ein.

Handeln sie gerne nach Gefühl und machen sie ihre Tagesübung nach Wunsch einige Male zusätzlich.

Vierter Tag

Die innere Harmonisierung läuft bereits seit einigen Tagen. Je mehr der Ausgleich ihrer energetischen Schieflagen erfolgt, umso mehr befreien sie sich auch von den Zigaretten und vom Rauchen.

Heute beschäftigen wir uns mit den körperlichen Seiten des Rauchens. Da denken wir natürlich sofort an die Lunge, die den ganzen Rauch zu ertragen hat. Morgendliches Husten weist die Raucher regelmäßig auf die belastete Lunge hin. Die körperlichen Folgen in Form von Ablagerungen gehen natürlich weit darüber hinaus. Wir wählen daher als Affirmationen des vierten Tages drei Formulierungen, die den ganzen Körper einschließen.

Affirmation 1

Meine Lunge wird gereinigt und fühlt sich frei

Mit der ersten Affirmation konzentrieren wir uns also auf die Lunge und das freie Durchatmen. Viele Raucher beklagen, dass gerade das tiefe und freie Durchatmen nicht mehr geht.

Als nächstes konzentrieren wir uns dann auf die Ablagerungen in den Blutgefäßen und in der Haut.

Affirmation 2

Meine Blutgefäße und meine Haut befreien sich von allen Ablagerungen

Als dritte Affirmation wählen wir eine etwas allgemeinere Formulierung des Zielzustandes und fassen damit den ganzen Körper.

Affirmation 3

Mein Körper reinigt und erneuert sich

Damit haben wir dann alles abgedeckt. Doch warum genügt nicht einfach eine einzige Affirmation? Grundsätzlich würde eine genügen. Stellt der Organismus mit Hilfe der Quantenenergie wieder Harmonie her, so sollte sich auch der ganze Körper erholen. Dennoch empfehle ich immer ein schrittweises Vorgehen. Das habe ich auch in dem Ratgeber *Angstfrei mit Quantenenergie* getan. Je präziser die Zielvorstellung formuliert wird, umso besser wird das Ergebnis. Denken sie immer daran, dass die Affirmation nur einmal ausgesprochen oder gedacht wird. Danach gilt es, loszulassen und nur noch die ursprüngliche Energie wirken zu lassen. Das Erfolgsbild haben sie längst in den Gedanken. Es wird verfolgt, auch ohne es ständig zu wiederholen. Wir machen hier keine Suggestionsarbeit!

Wie arbeiten wir nun mit drei Affirmationen in einer Übung? Ganz einfach. Nachdem die tägliche Synchronisationsübung gemacht wurde, machen sie drei Durchgänge, wobei sie jeweils eine der Affirmationen benutzen. Das dauert etwas. Nehmen sie sich also am vierten Tag etwas mehr Zeit. Auf Ruhe während der Durchführung der Übungen kommt es an. Hetzen sie sich nicht selbst durch ihr Tagesprogramm. Planen sie sich genügend Zeit ein. Mit einer dreiviertel Stunde sollten sie etwa auskommen. Reservieren sie sich also besser eine Stunde am Morgen und eine am Abend.

Möglicherweise müssen sie am vierten Programmtag etwas früher aufstehen. Es lohnt sich aber!

Übung des vierten Tages

Setzen sie sich hin und kommen sie zur Ruhe. Atmen sie einige Male tief ein und aus. Machen sie nun ihre Synchronisationsübung ohne jede Affirmation. Sie nehmen so Kontakt zu dem reinen Bewusstsein auf.

Gehen sie nun gedanklich zu ihrer Lunge. Stellen sie sich vor, wie sie wohl innen aussieht mit all den Ablagerungen und spüren sie ihre Atmung. Machen sie sich ihre Atmung bewusst und fühlen sie, wie eingeschränkt sie durch das Rauchen ist. Nehmen sie ihre Atmung für etwa drei Minuten wahr und stellen sie sich die Ablagerungen in der Lunge vor.

Nun lassen sie dieses Gefühl in die linke Hand fließen. Stellen sie sich einfach vor, wie die Lunge in die linke Hand hinein fließt als wäre sie eine Flüssigkeit, die durch den Körper wandern kann. Lassen sie sich auch damit einige Minuten Zeit. Spüren sie die linke Hand. Nehmen sie nur die linke Hand wahr, sonst gar nichts.

Und nun sprechen sie in Gedanken oder laut die erste Affirmation einmal deutlich aus: *Meine Lunge wird gereinigt und fühlt sich frei!*

Nehmen sie nun beide Hände gleichzeitig wahr und warten sie bis sich das Gefühl beider Hände aneinander angleicht. Sobald sich ein harmonisches Gefühl auf beiden Seiten einstellt, gehen sie zur zweiten Affirmation über.

Atmen sie einige Male tief ein und aus und gehen sie nun gedanklich zu den Ablagerungen im ganzen Körper. Stellen sie sich diese vor, die Verfärbungen der Haut und die Ablagerungen in den Blutgefäßen. Nun wiederholen sie den beschriebenen Vorgang. Lassen sie alle Ablagerungen in ihrer Vorstellung in die linke Hand fließen. Lassen sie sich auch hierzu einige Minuten Zeit und spüren sie die linke Hand.

Dann sprechen sie die zweite Affirmation aus, *Meine Blutgefäße und meine Haut befreien sich von allen Ablagerungen* und nehmen sie wieder beide Hände gleichzeitig wahr. Warten sie wieder ab, bis sich ein harmonisches Gefühl, ein Gefühl des Gleichklangs in beiden Händen einstellt.

Anschließend wechseln sie zur dritten Affirmation und verfahren genauso. Stellen sie sich beim dritten Durchgang einfach ihren gesamten Körper einmal vor, als betrachteten sie sich in einem Spiegel.

Sprechen sie die dritte Affirmation in Gedanken aus: *Mein Körper reinigt und erneuert sich.*

Warten sie dann wieder auf den Ausgleich in beiden Händen und beenden sie dann ihre Tagesübung.

Das war nun ein etwas längeres Programm für den vierten Tag. Sie benötigen also morgens und abends jeweils fast eine Stunde. Wahrscheinlich fällt ihnen das aber bis zum vierten Tag leicht. Die angenehmen und entspannenden Gefühle, die mit der Synchronisation und mit den Tagesübungen verbunden sind, machen es uns leicht, immer wieder unsere Quantenenergie freizusetzen und zu genießen.

Fünfter Tag

Sie haben bereits sehr viel erledigt. Auf dem Weg in eine dauerhafte Nichtraucherzukunft sind sie bereits ziemlich weit gekommen. Wahrscheinlich rauchen sie nun schon viel weniger oder gar nicht mehr. Bleiben sie auf jeden Fall dran und absolvieren sie das ganze Programm bis zum Schluss.

Am fünften Tag intensivieren sie vor allem die Kraft der Quantenenergie, sie lassen die ursprüngliche Energie stärker wirken. Das ist einfach und geht schneller als die Übung des vierten Tages.

Denken sie immer daran, dass ihr Organismus auch dann wieder in eine Disharmonie kommen kann, wenn sie ihn bereits ausbalanciert haben. Für dauerhaften Erfolg kommt es auf immer neuen Kontakt zum reinen Bewusstsein an. Heute geht es also vor allem um das weitere ungestörte Fließen ihrer Selbstheilungskräfte, die bereits ihr Werk verrichten. Daher benötigen wir keine Affirmationen.

Machen sie am fünften Tag dreimal die Synchronisationsübung. Das genügt. Versuchen sie nicht, noch etwas mehr zu machen. Belassen sie es bei der Grundübung!

Übung des fünften Tages

Setzen sie sich bequem hin und werden sie ruhig. Nun achten sie auf das Gefühl in der linken Hand. Spüren sie einfach, wie sich die Hand anfühlt. Konzentrieren sie sich drei Minuten lang nur auf diese Hand!

Danach machen sie bitte das Gleiche mit ihrer rechten Hand. Konzentrieren sie sich ganz auf die rechte Hand und nur auf sie. Halten sie die Konzentration für etwa drei Minuten. Wechseln sie wieder zur linken Hand und werden sie sich ihrer bewusst. Halten sie die Aufmerksamkeit diesmal für etwa eine Minute bei der linken Hand. Wechseln sie dann erneut zur rechten Hand und spüren sie diese wieder ganz bewusst. Auch das sollte etwa eine Minute dauern.

Im nächsten Schritt versuchen sie bitte, beide Hände gleichzeitig und gleich intensiv zu spüren. Sie fühlen sich zunächst unterschiedlich an. Werden sie sich dieser Unterschiede bewusst.

Dann warten sie einfach ab, bis sich die Gefühle in den beiden Händen aneinander angleichen.

Sechster Tag

Am sechsten Programmtag befassen wir uns mit den Rauchritualen. Sie wissen ja, dass ein Großteils des ganzen Raucherverhaltens aus Ritualen besteht. Überlegen sie einmal selbst, wie sie eigentlich eine Zigarette anzünden. Wie halten sie diese in der Hand? Wie bewegen sie die Hand zum Mund? Und was ist mit den typischen Rauchsituationen? Warum rauchen sie nach dem Essen? Wieso rauchen sie zur Tasse Kaffee?

Überlegen sie, welche Rituale es bei ihrem Rauchverhalten gibt oder sollte ich inzwischen sagen gab? Vielleicht denken sie ja auch, das alles sei einfach Gewohnheit und nicht unbedingt ritualisiert. Mag sein. Vielleicht ist alles nur Routine. Auch dann lohnt sich die Überlegung, warum sie eigentlich überhaupt jemals da war. Routinen, die keinen wirklichen Sinn verfolgen, benötigen wir nicht. Das Rauchen hat immer eine Funktion aber keinen besonderen Sinn. Was soll das heißen?

Nun, sinnvoll wäre das Rauchen nur dann, wenn ihr Leben dadurch in irgendeiner Weise reichhaltiger und stimmiger würde, nicht nur für den Moment sondern darüber hinaus. Ist das so? Nein!

Also beschäftigen wir uns am sechsten Tag mit den Routinen oder den Ritualen, ganz wie sie wollen. Sagen wir einfach, wir betrachten und verändern das, was immer gleich abläuft.

Hierzu müssen sie nicht einmal ein genaues Bild von ihren eigenen Rauchritualen haben. Ihre Nichtraucherhand hat ein präzises Bild. Wussten sie, dass sie eine Nichtraucherhand haben? Überlegen sie einmal genau. Welche Hand hält bei ihnen üblicherweise die Zigarette beim Rauchen? Sicherlich verläuft das nicht beliebig. Sie haben eine bevorzugte Hand, die die Zigarette fast immer hält. Nur hin und wieder hilft die andere, wenn die Raucherhand kurzzeitig etwas anderes tut.

Benötigen Raucher ihre Raucherhand für eine länger andauernde Tätigkeit, weil sie vielleicht geschickter ist als die Nichtraucherhand, so legen sie die Zigarette entweder irgendwo hin oder halten sie im Mund. Also - *Welche Hand ist ihre Raucherhand?*

Mit der Antwort auf diese Frage ergibt sich dann auch die typische Nichtraucherhand. Die weiß, wie es geht. Sie raucht ja nicht! Viele Raucher, die sich versuchen das Rauchen abzugewöhnen, klagen darüber, dass die Raucherhand sich so leer anfühlt, dass irgendetwas fehlt.

Die andere Hand hat dieses Problem nicht. Sie hat ja sowieso so gut wie nie eine Zigarette gehalten. Wie kann ihnen das helfen?

Die Raucherhand ist wie ein Symbol für alle Rituale, die sie mit dem Rauchen verbunden haben. Wenn sie sich vorstellen, dass sie das gesamte Wissen über all ihre Rituale des Rauchens gespeichert hat, dann können sie sich auch vorstellen, dass die Nichtraucherhand das gegenteilige Wissen gespeichert hat und genau weiß, wie sie ohne Rituale und ohne Gewohnheiten auskommen.

Lassen sie sich einfach einmal darauf ein und stellen sie sich das genauso vor. Diese Vorstellung ist wie eine Affirmation. Es kommt bei ihrer Tagesübung darauf an, der Nichtraucherhand die Aufgabe zu erteilen, die Raucherhand darüber zu informieren, wie das Leben ohne Zigaretten und ohne Rauchen funktioniert. Denn sie können es schon! Sie haben es schon immer gekonnt! Eben mit der Nichtraucherseite in ihnen!

Übung des sechsten Tages

Setzen sie sich hin und kommen sie zur Ruhe. Atmen sie einige Male tief ein und aus. Machen sie nun ihre Synchronisationsübung ohne jede Affirmation oder Zielvorstellung.

Nun konzentrieren sie sich auf ihre Raucherhand. Das kann natürlich die rechte oder die linke sein. Das wissen nur sie. Werden sie sich dieser Raucherhand bewusst. Alle Rauchrituale sind in ihr.

Nun wechseln sie mit ihrer Aufmerksamkeit zur Nichtraucherhand. Spüren sie, wie sie sich anfühlt. Lassen sie sich einige Minuten Zeit und spüren sie dieses Nichtrauchergefühl der Nichtraucherhand. Sprechen sie folgenden Auftrag in Gedanken oder laut aus:

Informiere die Raucherhand über deine Fähigkeit des Nichtrauchens!

Nehmen sie nun beide Hände wahr. Gehen sie genauso vor, wie sie gewöhnt sind. Warten sie einfach ab, bis sich die Gefühle in den beiden Händen aneinander angleichen und beenden sie dann die Übung.

Gestatten sie mir noch eine Anmerkung zur Formulierung dieser Affirmation, die als Auftrag an die Nichtraucherhand mitgeteilt wurde.

Ich betone ja immer wieder, dass Affirmationen möglichst positiv formuliert werden sollten. Verneinungen können stören, sind aber nicht ganz vermeidbar. *Ich will nicht mehr rauchen* ist weniger gut als *Ich befreie mich vom Rauch*. Das drückt eine viel aktivere Haltung aus und ist nicht einfach eine Verneinung des gegenwärtigen Zustandes.

Das Wort *Nichtraucher* ist genau genommen ja auch eine Verneinung. Ich benutze es trotzdem und möchte allen Skeptikern hier Entwarnung geben. Jeder Mensch verbindet einen positiven Gedanken mit diesem Wort und hat eine aktive Vorstellung davon, wie es denn aussieht, wenn man Nichtraucher ist. Überlegen sie sich also nicht krampfhaft eine positive Formulierung dafür. Es wird wohl kaum eine geben, die einigermaßen nachvollziehbar ist.

Begriffe wie *schmerzfrei*, *angstfrei* oder *Nichtraucher* sind so gebräuchlich, dass sie überhaupt nicht als Verneinungen wahrgenommen werden. Wir verbinden aktive und angenehme Bilder mit diesen Bezeichnungen.

Siebter Tag

Wir nähern uns dem Abschluss ihres Raucherentwöhnungsprogramms. Der siebte Tag bildet den Abschluss und ist gleichzeitig ein Neubeginn. Ein Neubeginn eines vollkommen rauchfreien Lebens und ein Neubeginn eines Lebens mit Quantenenergie.

Die ursprüngliche Energie des Organismus hat den Vorteil, dass sie immer wieder zur Harmonisierung des Körpers und der Seele genutzt werden kann. Sie wissen, wie es geht. Und es geht einfach. Diese Energie ist unerschöpflich und kann nicht ausgelaugt werden. Sie gehört ihnen. Machen sie damit, was sie wollen. Mit Hilfe der Synchronisationsübung, die sie immer wieder machen können, auch durch wiederholtes Aufspüren der reinen Bewusstheit stoßen sie ihre eigene Fähigkeit zu innerer Harmonisierung immer wieder an.

Das hilft natürlich nicht nur bei einem rauchfreien Leben. Es entspannt und fördert unsere positiven Entwicklungstendenzen. Diese einfachen Übungen eröffnen täglich neue Möglichkeiten. Zum Abschluss des Sieben-Tage-Programms wollen wir uns also auf die Zeit nach dem Rauchen konzentrieren. Im Prinzip genügt es, regelmäßig die Synchronisationsübung zu machen.

Wir ergänzen diese jedoch um eine einfache Affirmation für den dauerhaften Erfolg und damit gegen den Rückfall. Denken sie daran, es können Disharmonien auftreten. Ihr Organismus kann aus dem Takt geraten. Je häufiger und je tiefer sie mit der reinen Bewusstheit verbunden sind, umso weniger wahrscheinlich ist ein Rückfall ins Raucherleben. Halten sie also Verbindung zum reinen Bewusstsein!

Keine Angst. Sie müssen nicht täglich üben. Fragen sie sich einfach jeden Tag einmal, wie es ihnen geht. Das sollten sie eigentlich sowieso schon immer tun. Sie werden selbst spüren, wann es angebracht ist, mit Hilfe einer kurzen Synchronisationsübung ihre Energie anzustoßen und wieder Harmonie herzustellen. Das bleibt genauso einfach wie es bisher war. Formulieren sie einfach selbst eine positive und angenehme Affirmation oder machen sie die Übung ganz ohne Affirmation.

Mit der letzten Übung ihres speziellen Sieben-Tage-Programms legen sie die langfristige Zielrichtung fest. Regelmäßige Synchronisation, ein oder zweimal pro Woche und natürlich bei Unwohlsein nach Bedarf, hilft ihnen, auch weiterhin immer wieder in einen harmonischen Zustand zu kommen. Dabei geht es natürlich um weit mehr als um eine Rückfallvorbeugung.

Übung des siebten Tages

Setzen sie sich hin und kommen sie zur Ruhe. Atmen sie einige Male tief ein und aus. Machen sie nun ihre Synchronisationsübung ohne jede Affirmation oder Zielvorstellung.

Denken sie zurück an ihr früheres Raucherleben. Sehen sie sich selbst mit einer Zigarette und versuchen sie sich zu erinnern, wie sich das angefühlt hatte. Lenken sie die Erinnerung mit Hilfe ihrer Gedankenkraft in die linke Hand.

Nun sprechen sie gedanklich oder auch laut die folgende Affirmation:

Für immer frei vom Rauch!

Nehmen sie nun beide Hände wahr. Gehen sie genauso vor, wie sie es kennen. Warten sie einfach ab, bis sich die Gefühle in den beiden Händen aneinander angleichen und beenden sie dann die Übung.

Sollte eines Tages ihr Rauchbedürfnis zurückkehren, können sie genau diese Übung wiederholen.

4. Was kommt nach dem siebten Tag?

Ab dem achten Tag sind sie Nichtraucher. Wahrscheinlich schon früher. Sollten sie dennoch das Bedürfnis nach Zigaretten verspüren, verzweifeln sie bitte nicht. Gönnen sie sich einige Tage Ruhe und machen sie das Programm noch einmal.

Wie lange aber wird es anhalten, wenn sie erfolgreich waren? Nun, wenn sie einmal Nichtraucher sind, fangen sie nicht einfach bei der nächstbesten Gelegenheit wieder an zu rauchen. Wir wissen aber aus der Erfahrung des Lebens, dass unser Organismus immer wieder Belastungen ausgesetzt ist, der ihn aus dem Takt bringen kann. Auf diesem Wege entsteht Unwohlsein, so kann es zu Erkrankungen kommen und so sind sie auch Raucher geworden oder geblieben, nachdem sie einmal mitgeraucht haben.

Der Rückfall ins frühere Raucherleben kann jedoch vermieden werden. Alles, was hierzu erforderlich ist, können sie bereits. Spüren sie die reine Bewusstheit immer wieder auf. Machen sie ihre Übungen zum Anhalten der Gedanken (Übung des ersten Tages) und erleben sie immer wieder, dass es die reine Bewusstheit gibt. Seien sie sich ihrer einfach bewusst. Es genügt, zu wissen, dass es sie gibt und hin und wieder die Übung zu machen. Außerdem empfehle ich regelmäßige Synchronisationsübungen. Diese halten die ursprüngliche Energie im Fluss und bewirken immer wieder harmonisierende Vorgänge in ihrem Organismus.

Sie können also Vorsorge betreiben, indem sie mit einfachen Übungen, die sie in diesem Buch kennen gelernt haben, immer wieder für Ausgleich bei Stress, bei Unruhezuständen oder anderen unangenehmen Zuständen sorgen. So einfach ist das. Machen sie sich möglichst keine Gedanken über die Wirkungsweise der ursprünglichen Energie und warum sie wirkt. Erleben sie es einfach, indem sie immer wieder den Ausgleich und die Entspannung spüren!

Die Synchronisationsübung hilft ihnen, immer wieder in eine positive Grundstimmung zu kommen und so viel häufiger als früher gute und angenehme Empfindungen zu haben. Im Zustand positiver Empfindungen fließt auch die innere Energie der reinen Bewusstheit.

Auf der nächsten Seite stelle ich ihnen eine Variation der Synchronisationsübung vor. Sie ist abwechslungsreicher und intensiver als die bisherige. Machen sie die Übung mehrmals pro Woche. Sie hilft ihnen, gelassener und entspannter zu sein.

Erweiterte Synchronisationsübung

Setzen sie sich bequem hin und werden sie ruhig. Atmen sie einige Male tief ein und aus.

Nun achten sie auf das Gefühl in der rechten Hand. Spüren sie einfach, wie sich die Hand anfühlt. Konzentrieren sie sich drei Minuten lang nur auf diese Hand!

Danach machen sie bitte das Gleiche mit ihrem linken Fuß. Konzentrieren sie sich ganz auf den linken Fuß und nur auf ihn. Spüren sie, wie er sich anfühlt. Machen sie das ebenfalls für etwa drei Minuten.

Anschließend lenken sie die Konzentration wieder zur rechten Hand, diesmal für etwa eine Minute. Und noch einmal zum linken Fuß, auch wieder für eine Minute. Nur auf den Fuß konzentrieren und spüren, wie er sich anfühlt.

Und nun probieren sie bitte, beide gleichzeitig wahrzunehmen. Achten sie auch wieder darauf, wie sich beide anfühlen. Spüren sie die Unterschiede und warten sie ab. Nehmen sie beiden Körperteile einfach wahr und fühlen sie, was sie in beiden empfinden. Warten sie bis beide sich gleich anfühlen, bis sich die Gefühle von Hand und Fuß aneinander angleichen.

Wechseln sie nun die Seiten und machen die Übung noch einmal genauso für die linke Hand und den rechten Fuß. Wenn sie beide wahrnehmen, warten sie einfach wieder ab, bis sich die Gefühle der beiden Körperteile angleichen.

Als dritte Variante machen sie nun die gleiche Übung für beide Füße. Beginnen sie beim rechten Fuß und gehen sie dann über zum linken und wieder zurück. Anschließend spüren sie beide Füße und warten auf die Angleichung der Empfindungen.

Abschließend können sie nun noch die gleiche Übung für beide Hände machen. Sie wissen ja inzwischen, wie das geht.

Noch einmal die einzelnen Durchgänge im Überblick:

- *rechte Hand – linker Fuß*
- *linke Hand – rechter Fuß*
- *rechter Fuß – linker Fuß*
- *rechte Hand – linke Hand*

Spielen sie mit den Varianten. Machen sie entweder alle in einer ausführlichen Übung oder wechseln sie die Körperteile immer wieder von Tag zu Tag ab.

Der Ablauf ist immer wieder gleich. Nachdem sie etwas zur Ruhe gekommen sind, nehmen sie zwei Körperteile bewusst wahr bis sie in beiden das gleiche Gefühl spüren. Hierzu empfehle ich immer zunächst die Aufmerksamkeit für einige Minuten auf die einzelnen Körperteile zu richten und diese für sich alleine bewusst zu spüren. Das funktioniert besser als sofort zu versuchen, beide Hände oder Füße gleichermaßen zu spüren.

Ich habe für sie noch einige Variationen, die ich ihnen gerne mit auf den Weg geben möchte. Ich beschreibe dabei nur noch den Teil der gemeinsamen bewussten Wahrnehmung beider Körperteile. Wie sie vorher vorgehen, wissen sie ja.

Die Zeigefinger-Methode

Legen sie die beiden Fingerkuppen der Zeigefinger ihrer Hände aneinander und üben sie etwas Druck aus. Warten sie auf das Gefühl, beide Fingerkuppen würden ineinander gehen. Mit etwas Synchronisationsübung geht das sehr schnell.

Die Handflächen-Methode

Bewegen sie bei geschlossenen Augen beide Handflächen vor ihrem Körper aufeinander zu bis sie eine leichte Spannung oder etwas Wärme spüren. Dieses Gefühl stellt sich ein, bevor sich beide Hände berühren. Bewegen sie die Hände langsam aufeinander zu, dann spüren sie irgendwann diese Spannung. Halten sie beide Hände genau in dieser Position und stellen sie sich vor, ihre Handflächen würden ineinander übergehen. Sobald sich dieses Gefühl einstellt, beenden sie die Übung.

Die Fußknöchel-Methode

Stellen sie beide Füße nebeneinander auf den Boden und zwar so, dass sich die Fußknöchel berühren. Werden sie sich nun beider Füße bewusst. Fühlen sie das Gefühl beider Füße bis es sich anfühlt, als gingen beide ineinander oder als hätten sie nur einen einzigen dicken Fuß.

Die Zweipunkt-Methode

Diese Methode arbeitet mit den Zeigefingern. Diesmal berühren sie sich nicht gegenseitig. Wählen sie einfach zwei gut erreichbare Körperstellen, am besten auf der Muskulatur und drücken sie jeweils mit einem Zeigefinger die ausgewählten Stellen etwas. Nun fühlen sie sich in die beiden Fingerspitzen ein. Werden sie sich der beiden Finger und der Berührungspunkte ganz bewusst. Warten sie wiederum bis beide Empfindungen in den Fingerspitzen sich angleichen.

Die Zeigefinger-Methode mit Handflächen

Diese Variante ist im Prinzip mit der Zweipunktmethode identisch. Nur diesmal nehmen sie die gesamten Handflächen und achten auf die Gefühle beider Hände. Wie immer geht es um die Angleichung beider Empfindungen, wodurch die angestoßene und in Bewegung befindliche Harmonisierung angezeigt wird.

Ihre Methode

Überlegen sie sich weitere Techniken und Verfahren. Das ist gar nicht schwer und sie können nichts falsch machen. Entscheidend ist, dass sie zwei Körperteile beobachten und die Veränderung der Gefühlslage darin wahrnehmen. Die Übung geht immer solange bis sich die beiden zunächst unterschiedlichen Gefühle aneinander angleichen.

5. Schlussbemerkungen

Auch mit diesem kleinen Ratgeber wollte ich ihnen zeigen, wie einfach es sein kann, Quantenenergie hilfreich einzusetzen. Das gleiche habe ich schon mit den Büchern *Quantenenergie in der Praxis* und *Angstfrei mit Quantenenergie* getan. Wie sie sicherlich schnell bemerkt haben, sind die Übungen wirklich sehr einfach nachzuvollziehen und anzuwenden.

Ich möchte ihnen noch einmal versichern, dass gerade in diesem Einfachen das Besondere steckt. Harmonisierung und Heilung im Sinne einer Aktivierung von Selbstheilungskräften des Organismus sind natürliche Vorgänge, zu denen jeder Mensch in der Lage ist. Voraussetzung ist ein möglichst positives Grundgefühl, das Aufspüren der reinen Bewusstheit und die regelmäßige Synchronisation.

Spezielle Probleme können mit Hilfe der Quantenenergie und entsprechenden Affirmationen angegangen werden. Experimentieren sie ruhig. Sie können nichts kaputt machen. Durch bewusste Wahrnehmung zerstören sie nichts. Sie werden sehen, dass die ursprüngliche Energie der reinen Bewusstheit ihnen immer wieder helfen kann. Und nun beglückwünsche ich sie zu ihrem Nichtraucherleben!

Der Autor

Wolfgang Zimmer ist Heilpraktiker für Psychotherapie und arbeitet in seiner Praxis in Süddeutschland. Neben anderen alternativen Behandlungsverfahren wie Lichtbahnentherapie und Edelsteintherapie gehört die Therapie mit Quantenenergie seit Jahren zu seiner täglichen Arbeit mit psychisch und psychosomatisch kranken Menschen.

Weitere Bücher des Autors zur Selbsthilfe und Behandlung mit Quantenenergie

Quantenenergie in der Praxis
Sechs Schritte bis zur Heilung
Norderstedt: Books on Demand 2010.
ISBN: 978-3-8391-6624-6

Angstfrei mit Quantenenergie
Selbsthilfe und Klientenbehandlung
Norderstedt: Books on Demand 2010.
ISBN: 978-3-8391-6129-6